小学生
中医药传统文化
教育系列

小鬼坐堂

夏时勇◎主编

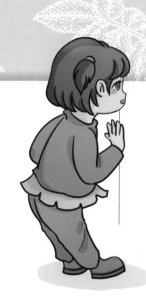

《黄帝内经》曰：阴阳者，天地之道也，
万物之纲纪，变化之父母，生杀之本始，
神明之府也，治病必求于本。

上海科学技术出版社

上海教育出版社

图书在版编目（CIP）数据

小鬼坐堂 / 夏时勇主编. -- 上海：上海科学技术
出版社：上海教育出版社，2021.4
（小学生中医药传统文化教育系列）
ISBN 978-7-5478-5314-6

Ⅰ．①小… Ⅱ．①夏… Ⅲ．①中医学－少儿读物
Ⅳ．①R2-49

中国版本图书馆CIP数据核字（2021）第068274号

小鬼坐堂

夏时勇　主编

上海世纪出版（集团）有限公司
上 海 科 学 技 术 出 版 社　出版、发行
上 海 教 育 出 版 社
（上海钦州南路 71 号　邮政编码 200235　www.sstp.cn）
上海中华商务联合印刷有限公司印刷
开本 787×1092　1/16　印张 3.25
字数：50 千字
2021 年 4 月第 1 版　2021 年 4 月第 1 次印刷
ISBN 978-7-5478-5314-6/R·2292
定价：28.00 元

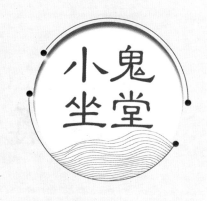

推荐语

　　一株小草改变世界，一枚银针联通中西，一缕药香跨越古今……中医药学是我国原创的医学科学。它朴实无华，起源于我们祖先的生活实践，千百年来从我国传统文化丰腴的母体中源源不断地汲取着养料，慢慢积淀了深厚的内涵和功力，佑护着中华民族的繁衍昌盛和健康。

　　宝贵的中医药文化需要传承、创新和发展。近年来，中医药文化进校园已成为弘扬和传承中华优秀传统文化、普及中医药文化知识、提升青少年的文化自信与健康素养的重要措施。上海的一些中小学和校外教育机构，通过校本课程和创新实验室等形式，组织了丰富多样的科普活动，帮助学生在了解传统中医药学的知识、感受中医药文化无穷魅力的同时，促进其与现代健康理念、运动健身、合理膳食和心理健康的全面融合，养成文明健康的生活习惯。

　　这套"小学生中医药传统文化教育系列"，反映了各具特色的上海中医药教育成果，图文有趣生动，适合小学生口味，值得推广。

倪闽景

2020 年金秋

（倪闽景为上海市教育委员会副主任）

致小读者

亲爱的同学：

　　提起中医药，你会想到什么？是年逾古稀的老中医，还是苦涩难咽的汤药丸药？其实，这样的联想失之偏颇。中医药是一种文化，它早已融入我们民族的血脉之中，渗透于日常生活的方方面面。无论是运动起居，抑或是衣食住行，我们都在不知不觉中分享着博大精深的中医药文化的智慧之果。

　　中医药学是我国原创的医学科学，是我们祖先在长期的生活和生产实践中发掘并不断丰富的宝藏。习近平总书记指出："中医药学包含着中华民族几千年的健康养生理念及其实践经验，是中华文明的一个瑰宝，凝聚着中国人民和中华民族的博大智慧。"一部人类文明发展史，记载了各种医学、药学的诞生与消亡，唯独中华民族创造的中医药学，拥有完整的理论基础与临床体系，历经数千年风雨而不倒，根深叶茂，为中华民族的繁衍昌盛做出了巨大贡献，对世界文明的进步产生了重大影响。当今时代，随着科学技术的迅猛发展，越来越多的医学专家意识到，中医药学的基本理念和方法与未来医学发展方向高度一致，是最有希望成为以我国为主导取得原始创新突破、对世界科技和医学发展产生重大影响的学科领域。中医药学的理论价值和神奇疗效，正不断为国际社会所重视，在许多国家和地区掀起了"中医热"。

　　在这样的宏观背景下，2019 年 10 月，党中央和国务院再次明确提出：切实把中医药这一祖先留给我们的宝贵财富继承好、发展好、利用好。传承创新发展中医药是新时代中国特色社会主义事业的重要内容，是中华民族伟大复兴的大事。实施中医药文化传播行动，把中医药文化贯穿国民教育始终，使中医药成为群众促进健康的文化自觉。

这套"小学生中医药传统文化教育系列"，就是为小学生了解中医药传统文化，汲取生活中的中医药常识，学会用中医药学的理念关爱自己、关心家人，而专门组织中医药专家和学校老师共同编撰的。每一册的主题都是在一些学校多年开设相关课程的基础上精选而成，聚焦于小学生的视域，伴随着时代的脉动。这套系列将中医学关于人与自然和谐相处的辩证思想、中国历史上的名医名方、中医药对生活和人的身心影响、简单方便易于上手的中医保健和治疗方法等，融入有趣的故事和活动中，让我们的小读者通过阅读和体验，不仅得到科学精神的熏陶，学到中医学思想与方法，更能唤起并不断加深对祖国、对生活、对生命的热爱。

亲爱的朋友，建议你在阅读过程中随时记下自己的点滴收获和体会，并与同伴分享和交流。如果有什么新的发现和好的建议，别忘记及时告诉编写团队的大朋友，让我们为传承和弘扬中医药优秀传统文化而共同努力吧！

你的大朋友 陳凱先

2020 年初夏

（陈凯先为中国科学院院士，上海市科学技术协会原主席，上海中医药大学原校长）

目 录

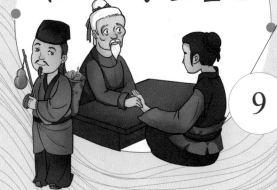

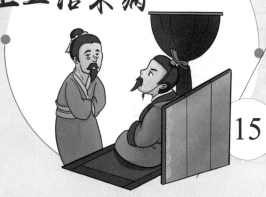

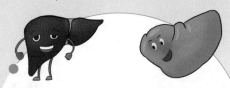
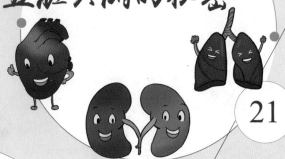
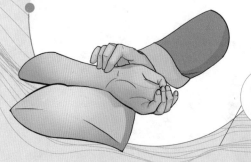
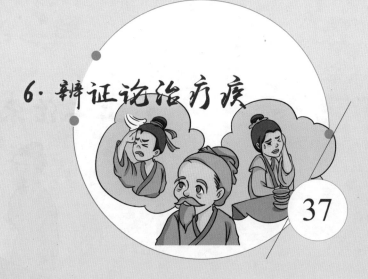

扫码，更多精彩与你分享

1. "医"字背后的故事

"醫"，你认识这个字吗？这是一个繁体字，现在简化为"医"。据《说文解字》解释，"醫，治病工也"，意思是指给人看病的医生。"醫"字的上半部"殹"，表示人在患病时的样子；下半部"酉"，是指用黍子酿成的醇酒。在我国最早的中医学典籍《黄帝内经》中，专门有一篇《汤液醪醴论》，"醪醴"指的就是酒。文中说"自古圣人之作汤液醪醴者，以为备耳"，可见古人是把酒作为常备的药品，以治病救人。

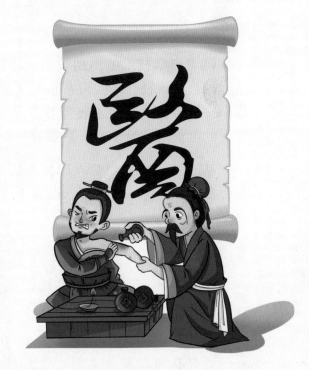

"毉"字是"醫"字的异体字。早在远古时代，医术与巫术是不分家的。后来到了春秋战国时期，负责占卜问卦的巫师与采药治病的医生逐渐分离开来。《史记·扁鹊仓公列传》中记载了扁鹊的"六不治"原则，病人相信巫术而不信医术便是其一，他以此对巫术发出了挑战。

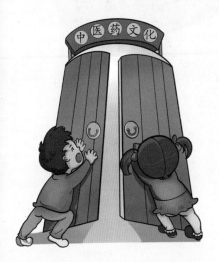

让我们推开中医药文化之门

中医药文化是一个充满了中华民族精神和智慧的宝库。有学者研究，早在甲骨文里就已经出现了"医"字，本义是指盛箭矢的箩筐，人被箭矢射中就会受伤成"疾"。"醫""殹""毉"字的背后，有着不同的故事。有兴趣的你，可以从"医"字的演变中，了解更多的中医药文化知识。

中医名字的诞生

"中医"二字组合最早出现于《汉书·艺文志》。

随着西方医学传入中国，为了区别起见，"中医"的说法开始普及。

1958年，毛泽东主席指出："中国医药学是一个伟大的宝库，应当努力发掘，加以提高。"

随着科学技术的迅猛发展，中医药学的理论价值和神奇疗效，正不断为国际社会所重视，许多国家和地区都掀起了"中医热"。在这样的宏观背景下，我们一定要努力发掘和传承中医药学中蕴含的民族精神和智慧，把我们祖先留下的宝贵财富继承好、发展好、利用好。

从古至今，人们对我国传统医学有着许多独特且内涵丰富的称谓，如悬壶、杏林、岐黄、橘井等。这其中有不少感人的典故呢！

悬壶济世

何为"悬壶"？其实，这个"壶"应该是"葫"，是指"药葫芦"。

相传在汉代，有个叫费长房的人见一老翁在街上行医卖药。费长房问他姓名，他只笑笑，并不作答。老翁有个药葫芦，每次从葫芦里倒出来的药都很灵验，大家就称他为"壶公"。壶公卖药与其他人不一样，不论贵贱都是一口价，且大都能药到病除。壶公见费长房心诚，便收他为徒，将自己的医术悉数传授于他。

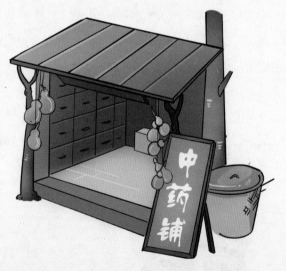

后来费长房成为名医后，也背起一只药葫芦，四处行医。于是，慢慢地，行医卖药者都用上了药葫芦，"悬壶济世"成为医者用医术救人的代名词。

医家挂药葫芦有两层意思：一是向世人表明其"悬壶济世"之宏愿，二是看重葫芦之实用价值。葫芦"嘴小肚大"，密封性好，不仅可以使储存的物品保持干燥，而且携带方便，是很好的容器。葫芦还是一味中药材，可以医治很多疾病，真可谓一身是宝。

杏林春暖

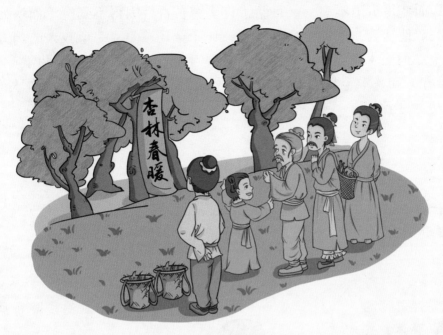

三国时期，吴国侯官（今福建省福州市）有位名医董奉给人治病时，不收取诊费，只要求患者在病愈之后，在他的房屋四周随意种下几棵杏树。一般重病痊愈者栽种五棵，轻病痊愈者栽种一棵。几年之后，董奉住处的四周竟然杏树成林。远远望去，林深树密，茂盛葱郁，硕果累累。

为了对董奉表示感激，有人写了"杏林春暖"的条幅挂在他家门口。后来，许多中药店都挂上了"杏林春暖"的匾额，"杏林"也逐渐成了中医药行业的代名词。

橘井泉香

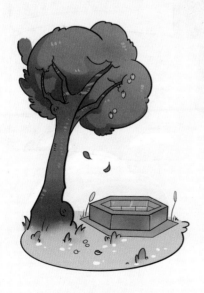

相传湖南郴州古时瘴病横行，人们最大的愿望是摆脱病魔的折磨。有个叫苏耽的放牛娃，找到了治疗瘴病的草药，并热心为人治病，受到当地百姓的爱戴。

苏耽的事迹在民间广为流传，逐渐被神化，后来被收录进《神仙传》。据说他在成仙前告知母亲，次年会流行瘟疫。凡是感染瘟疫的人，让母亲用庭院里的井水和橘叶给予救治。后来疫情暴发，前来求取井水、橘叶的人很多，都被治愈了。

"橘井泉香"成为一个典故，用来歌颂医生治病救人的功绩。

孙思邈是唐代伟大的医药学家，被后人尊称为"药王"。他年少时身患恶疾，因治病而变得穷困不堪，又目睹了许多穷苦百姓因得不到医治而病死，从而立志学医。他认为，人的生命最重要，比千金还珍贵；一个救人的药方，功德超越千金。他医术精湛，医德高尚，穷毕生精力撰写而成的医药学专著《备急千金要方》和《千金翼方》，对研究中医药学具有重要价值，被国外学者赞誉为"人类的至宝"。

孙思邈的第一

孙思邈一生致力于医学临床研究，在内、外、妇、儿、五官、针灸等各方面都很有造诣。有人统计，他有20多项成果开中国医药学史之先河。

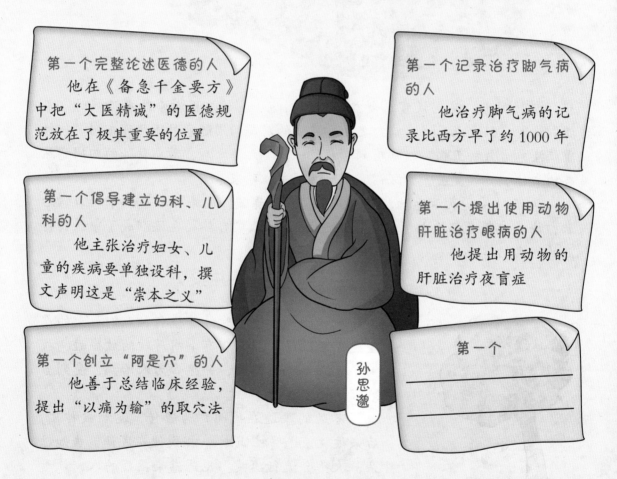

第一个完整论述医德的人
他在《备急千金要方》中把"大医精诚"的医德规范放在了极其重要的位置

第一个记录治疗脚气病的人
他治疗脚气病的记录比西方早了约1000年

第一个倡导建立妇科、儿科的人
他主张治疗妇女、儿童的疾病要单独设科，撰文声明这是"崇本之义"

第一个提出使用动物肝脏治疗眼病的人
他提出用动物的肝脏治疗夜盲症

第一个创立"阿是穴"的人
他善于总结临床经验，提出"以痛为输"的取穴法

第一个

孙思邈

有兴趣的你，可以邀请三五个志同道合的小伙伴，查一查孙思邈在中华医学史上还创立了哪些"第一"。

孙思邈在《备急千金要方》"大医精诚"篇中提出："凡大医治病，必当安神定志，无欲无求，先发大慈恻隐之心，誓愿普救含灵之苦。"意思是说，大凡优秀的医生治病，一定是神志专一、心平气和、没有其他杂念的，他们都有慈悲同情之心，并誓要解救病人的痛苦。

与武汉人民肝胆相照

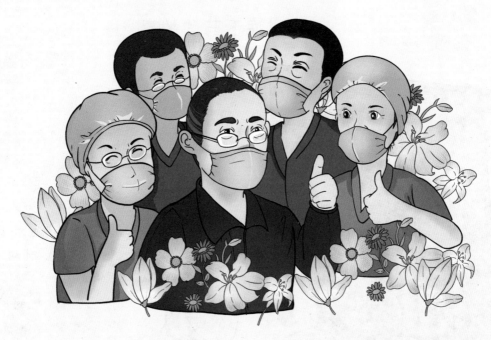

张伯礼是中国工程院院士、天津中医药大学校长，"继承发展祖国传统医药，为人民健康服务"是他的坚定信念。多年来，他身兼数职，工作繁忙，以高超的医术挽救了许多患者的生命。

2020年新型冠状病毒肺炎疫情暴发后，他第一时间赶赴武汉，主持第一个中医方舱医院。因为胆囊炎发作，他在武汉接受了手术，术后第三天就投入了工作。他说："此次疫情防控中，中医发挥了不可替代的作用。"他夜以继日地工作，以实际行动实现了与武汉人民肝胆相照的愿望。

"大医精诚"篇被誉为"东方的希波克拉底誓言"，孙思邈在文中指出，作为一名优秀的医生，不光要有精湛的医疗技术，还要具备良好的医德。这是一种理念、一种思想、一种境界，对后世的影响极其深远。

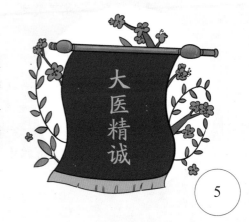

张仲景生活在东汉末年。据史书记载，当时的社会连年战乱，疫病流行，民不聊生，哀鸿遍野。张仲景在行医过程中，亲眼目睹百姓疾苦，痛下决心，一定要制服伤寒这个瘟神。经过数十年的努力，他终于写成了一部名为《伤寒论》的不朽之作。这部著作奠定了中医学辨证论治的基础，被称为"众法之宗，群方之祖"。

对症下药的故事

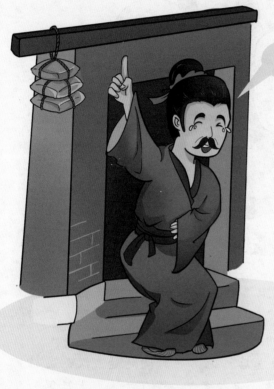

这就是他让我服用的药！

张仲景为人谦虚谨慎，虽然医术高明，但仍会不失时机地向别的郎中学习。传说有个名叫沈槐的同行，整天惆怅后继无人，慢慢忧虑成病。张仲景确诊病情后，为他开了一个药方，用五谷杂粮面各一斤，做成丸，外边涂上朱砂，让他服下。

沈槐看了觉得好笑，逢人就指着这药把张仲景奚落一番。他一心想着这件事的可笑之处，竟然把忧心多虑的事全抛诸脑后，不知不觉地病就好了。

张仲景对他说："恭喜先生的病好了！学生斗胆。"沈槐一听恍然大悟，十分惭愧。张仲景又说："先生，我们行医就是为了给百姓造福，为他们祛病延年。先生无子女，我们这些年轻人都是你的子女，何愁后继无人？"后来，沈槐听从张仲景的劝告，把自己的医术传授给了张仲景和其他年轻的郎中。

对生命永不言弃的"国医大师"

"国医大师"邓铁涛将毕生心血都奉献给了他热爱的中医药事业，他曾说，"我是为中医而生的人"。他从补脾健胃着手研究重症肌无力这个世界难题，治疗有效率达世界领先水平。2003年4月，湖南一个叫林林的男孩罹患重症肌无力，在某大医院被告知救治无效后，辗转找到邓大师。当时已经87岁的邓铁涛第一时间赶到男孩身边，他不仅掏出自己的钱为孩子垫付医药费，还让护士给孩子购买食物，补充营养。林林得救后，含泪问恩人："邓爷爷，您为什么要救我？"邓铁涛回答说："学雷锋，希望你长大报效祖国。"

读了这些与医有关的传说和故事，你对中华传统文化中的"医"是否有了更深的了解？请把你的感悟写在下面的图框里。

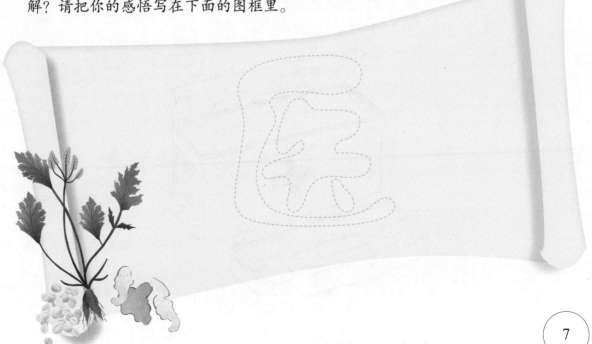

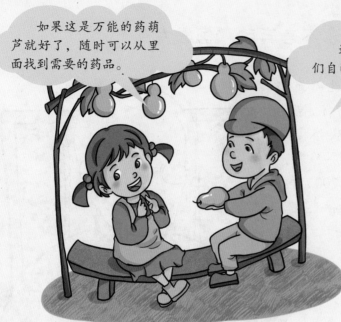

其实，如今很多家庭都会储备一些常用的药品，将它们存放在小药箱内，以备不时之需。这种小药箱的功能不就相当于古代的药葫芦吗？

请你根据日常生活的需要和家人的身体情况，设计一款简单、实用的家用小药箱。不仅药箱的外形设计要新颖有创意，而且内部分区也一定要设计得科学合理哦！

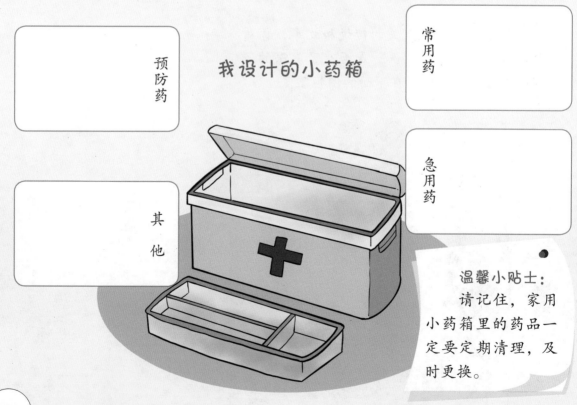

预防药

常用药

我设计的小药箱

急用药

其他

温馨小贴士：
请记住，家用小药箱里的药品一定要定期清理，及时更换。

2. 江湖铃医与坐堂医

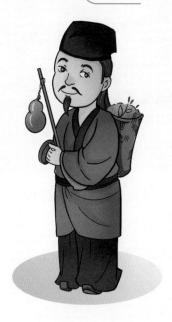

古时候，根据应诊方式不同，行医者可分为铃医和坐堂医。所谓"铃医"就是游走在江湖上的民间医生，又称走方医、草泽医等。他们通常肩背药囊或挑个药筐，悬挂葫芦，手摇串铃或打竹板，有时还会喊上几嗓子，介绍药物疗效以招揽生意。古代名医扁鹊、华佗以及孙思邈等，都是铃医。

你想知道他们手中的串铃是怎样来的吗？

"虎撑"的传说

铃医手中的串铃，又称"虎撑"，是一个状似面包圈的空心物件，内置数颗圆珠，摇晃起来能发出清脆悦耳的声音。

相传有一天药王孙思邈在山上采药，突然发现一只老虎追了上来。但是老虎追到孙思邈的跟前就站住了，眼里还流露出哀求的目光。孙思邈明白了，这老虎是来找自己看病的。他仔细打量这只老虎，发现有一根骨头卡在了老虎的喉咙里。孙思邈拿起身边扁担上的铜环套在胳膊上，把手伸进老虎的嘴里，一使劲把骨头拔了出来。老虎疼得猛一合嘴，所幸牙齿正好咬在铜环上，才没有伤着孙思邈的胳膊。之后，铜环被改造成了手摇铃，成为铃医的一个标志。

这个故事的流传，一方面说明百姓对药王孙思邈的爱戴与崇拜，另一方面也说明了古代江湖铃医工作的艰辛不易。

古画中的走方郎中

这幅《灸艾图》，为北宋画家李唐所绘。他描绘了一名衣衫褴褛、脊背变驼的走方郎中为平民百姓医治疾病的真实情形：树荫下，病人袒露着上身，双臂被老农妇和一个少年紧紧地抓着，身子被另一个少年牢牢地按着，他双目圆睁、张着大嘴，声嘶力竭地叫喊着，一条伸出的腿也被人死死踩住，只能听凭背上的疮伤被艾火熏灼。郎中嘴里喃喃自语，似乎在说安慰的话。一个小学徒手里捧着一大帖膏药，往上面呵着湿气，准备灸艾后给病人贴上去。行医生涯的风风雨雨使这位郎中脊背变驼了，但职业素养从他聚精会神为病人灸艾的表情上表露无遗。

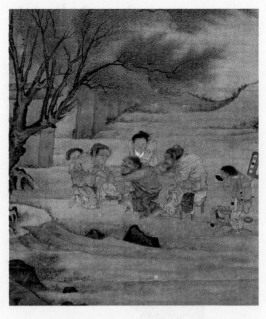

请你猜一猜，这位医生会对病人说些什么？

古代的很多中医师不仅会走方诊病卖药，而且在长期的行医实践中发明并传承了一些独到的临床医疗技术，如外科手术疗法至少领先西方千年，是中医外治法中的一种重要的治疗手段。

古文化遗址的惊人发现

2001 年，我国考古人员在整理大汶口文化遗址发掘出土的人骨标本时，在一块头骨顶部靠后的位置，意外发现了一个直径为 30 毫米的圆形缺口，经有关专家考证，认为有可能是人工开颅手术所致，距今已 5000 年。

手术疗法在中医学中占有重要地位。早在先秦时期，中医已能进行一些常见手术，如血管结扎术、剖腹术等。明清时期，中医手术技艺精湛，不仅能普遍使用镊子和剪刀这些常见的外科手术器械，还能使用大匕、中匕、小匕、柳叶刀、过肛筒、弯刀乌龙针等适用于人体各部位的刀具器械，可见手术治疗范围逐步扩大，水平不断提高。

10

近年来，我国各地社区卫生服务业发展很快，很多城市的社区医院都开始建立家庭医生和家庭病床制度。承担上门服务的家庭医生大多是全科大夫，他们依据居民的健康状况，及时为其建立医疗档案。不仅大大提高了患者在治疗上的准确度，还能针对性地做好疾病预防，发挥很好的医疗保健作用。

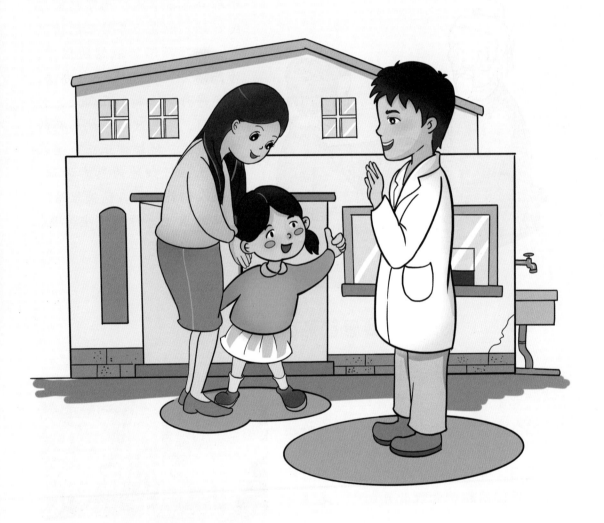

期待更多的当代"扁鹊"走进社区。想一想，我们可以为社区居民的健康做点什么事情吗？

坐堂医，指在中药店铺中为患者诊脉看病的大夫。通常药店会提供一间小小的诊室，内置一张桌子、两把椅子。一位有经验的中医师坐在诊室里运用望、闻、问、切的方法为患者诊治疾病，开方子抓药。"前厅看病，后堂抓药"，这就是沿袭了千年的坐堂医看病模式。

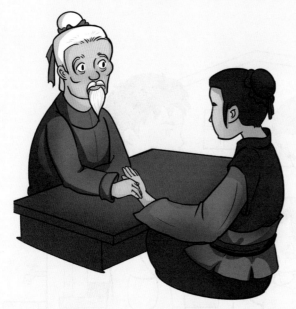

相传坐堂这种诊病方式由"医圣"张仲景开创。张仲景因学识渊博、人品高尚，被举孝廉，相传做过长沙太守。当时长沙连年流行瘟疫，每年都会死很多人。为了拯救黎民百姓，他在公务繁忙的情况下，仍孜孜不倦地钻研医学，为民治病。他想了一个办法，择定每月初一和十五两天，大开衙门，不问政事，让患病的百姓进来，他端端正正地坐在大堂上，仔细地为患者诊治。后来人们就把坐在药铺里给人看病的医生，称为"坐堂医"或"坐堂郎中"。

传承健康智慧的"雷允上"

"雷允上"为国药四大老字号之一，素有"北有同仁堂，南有雷允上"之说。其创始人雷大升，字允上，38岁时在苏州继承祖业"雷诵芬堂"，前店后坊，销售自产成药，并以其字"允上"在店内挂牌坐堂行医，因精于丸散膏丹制作，名噪姑苏城。

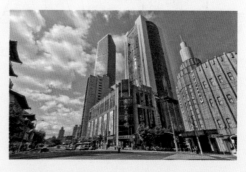

1860年后，雷允上后人到上海重新创业，开设分店。数百年来，雷允上始终秉持"诚信为本、质量奠基"的祖训，精心研修祖传秘方，问病卖药造福一方，最终铸就了历350余年而不衰的中医药品牌。

由此可见，坐堂医为我国传统药业的发展起到了很好的促进作用。

今天，中医院遍布全国各地。中医坐堂，不仅使用独到的诊疗手段，还借助了现代医学科技的成果，大大提高了临床诊断的质量和效率。随着网络科技的发展，中医"线上问诊"平台的开通，更多渠道地满足了广大患者渴望得到名医指导和诊治的需求。

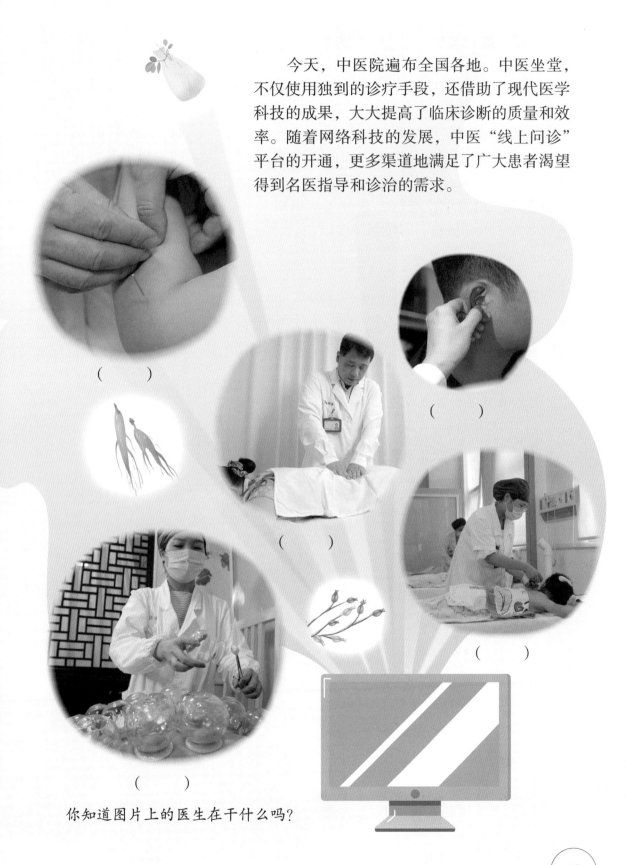

(　　)

(　　)

(　　)

(　　)

(　　)

你知道图片上的医生在干什么吗?

"医者仁心"情景模仿秀

让我们一起来做一个"医者仁心"情景模仿秀的活动吧。

你有当编剧的潜质吗？你想体会一下当导演的滋味吗？或者你有表演的天分和欲望吗？这里提供一个展示自我的机会。让我们以小组为单位进行合理分工，组织一场名为"医者仁心"的情景体验活动。

角色分工

编剧

负责剧本的确定，内容可以是再现历史名医的传说，也可以是演绎当代中医的真实故事

演员

根据剧本，听从导演的指挥，完成"模仿秀"的任务

导演

负责角色的分工和组织演员进行表演

评判原则

1. 是否凸显了"医者仁心"的主题	
2. 是否表现了铃医或坐堂医的特点	
3. 演员表演是否贴合角色并有创意	
4. 故事情节是否符合逻辑	

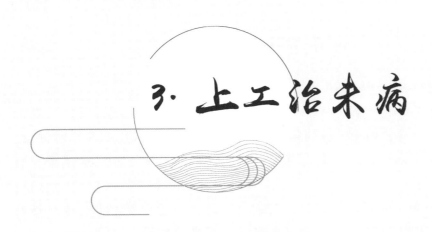

3. 上工治未病

一次，魏文王问名医扁鹊："你们家兄弟三人，都精于医术，谁的医术最高呢？"扁鹊答道："我大哥的医术最高，二哥次之，我最差。"

文王又问："那为什么你最出名呢？"扁鹊回答说："我大哥治病，是治病于病情发作之前。他专门教人如何防病于未然，使很多人免于疾病之苦。由于一般人不知道他事先能铲除病因，所以他的名气无法传出去，只有我们家里的人才知道。我二哥

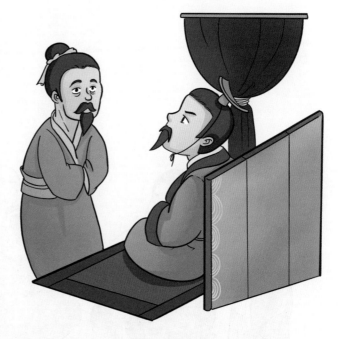

治病，是治病于病情初起之时，防止疾病扩大。一般人以为他只能治轻微的小病，所以他只在我们村里小有名气。而我是治病于病情严重之时，千方百计对症治疗，使患者幸免于死。一般人看见我对病人扎针、放血、动手术，以为我的医术最高明，因此名气响遍全国。"

"治未病"的思想，早在《黄帝内经》中就有所体现，其中有这样的记载："上工，刺其未生者也；其次，刺其未盛者也……上工治未病，不治已病，此之谓也。"这里的"治未病"思想包含两层意思，即"未病先防"和"既病防变"。

孔夫子的养生观

　　孔子不仅是举世闻名的思想家、教育家，而且也是一位养生达人。他认为仁爱之人总是注重修养的。心胸宽广，光明磊落，有益健康，使人长寿；相反，心胸狭窄，喜欢勾心斗角，只能让人止步健康，无缘长寿。他很讲究饮食与作息，提出了"八不食"和"食不语、寝不言"等原则。

　　他的兴趣爱好极为广泛，对射箭、驾车、音乐等都很精通，这些爱好对于调摄精神、保养身心也起到了重要的作用。

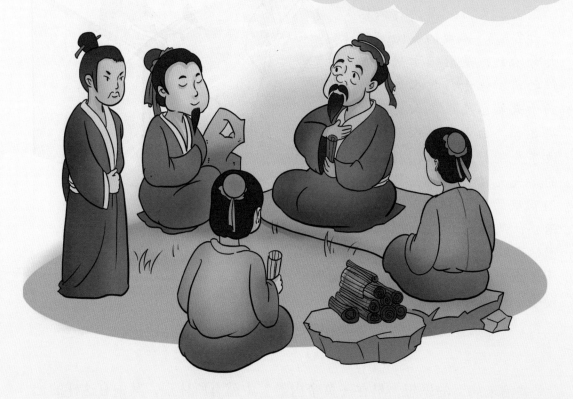

　　鱼馁而肉败，不食；色恶，不食；臭恶，不食；失饪，不食；不时，不食；割不正，不食；不得其酱，不食；沽酒市脯，不食。

　　孔子的养生经验提示我们，调理精神情志，注意饮食起居，加强身体锻炼等都是预防疾病、保持健康的好方法，这与中医学"未病先防"的思想不谋而合。

调理精神情志

我们可以通过绘画、写书法、听音乐等有意义的活动，陶冶情操，修养心性。

注意饮食起居

人与自然息息相关，我们要遵循自然规律来活动，养成良好的生活习惯。

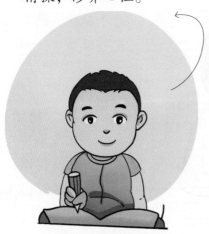

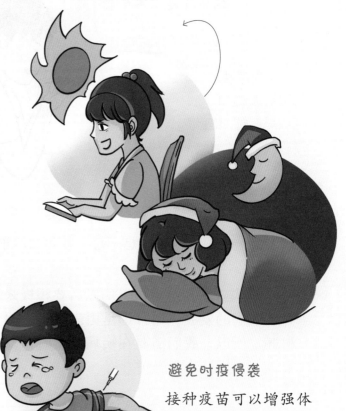

加强身体锻炼

体育运动可以促使经脉通利，血液流畅，增强我们的体质。

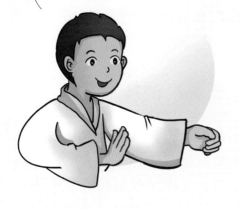

避免时疫侵袭

接种疫苗可以增强体质，预防某些疾病的发生。

现代人的健康观念，发展了中医学"治未病"的思想。世界卫生组织给出"健康"的解释为：健康不仅指一个人身体没有出现疾病或虚弱现象，还指一个人生理上、心理上和社会适应上的完好状态。

有专家给出关于健康的公式：
健康 = 情绪稳定 + 运动适量 + 饮食合理 + 科学作息

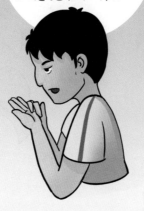

便得快
一旦有便意时，能很快排泄大小便，且感觉轻松自如

食得快
有很好的胃口，吃饭不拖延、不挑食

走得快
脚步轻盈自如，身手敏捷，精力充沛旺盛

说得快
语言表达正确，说话流利，思维敏捷，中气充足

睡得快
上床能很快入睡，且睡得深；醒后精神饱满，头脑清醒

健康"快"起来

请你想一想，日常生活中做到了几个"快"？

既病防变，是指在患病以后要积极采取措施防止疾病加重，进行有效治疗。疾病的发展，通常都是由表及里，逐步加重，并可由某一脏腑传至另一脏腑。所以，我们需要在疾病发生时，及时诊断和治疗，以控制疾病的发展和演变，早日治愈疾病。

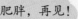

肥胖，再见！

不容忽视的肥胖

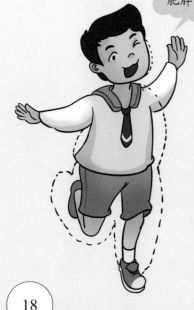

亮亮自从搬到奶奶家后，口袋里的零花钱便多了起来。放学后，他经常到路边摊买零食吃，渐渐地，他的体重增加了不少。在学校组织的一次体质测试中，他的体重指数（BMI）突破了正常范围的上限。体育老师提醒他说："再这样下去，你早晚会变成小胖子哦！"亮亮这才意识到自己已经面临超重的问题，于是在爸爸的陪伴下去看了医生。按照医生的嘱咐，他不再胡乱买零食吃，特别是油炸类食物尽量做到不吃或少吃，并每天跑步半小时。几个月后，在又一次的体质测试中，亮亮的BMI指数降到了正常范围内，他开心地对肥胖说了"再见"。

注

体质指数 (BMI)= 体重（千克）÷ 身高的平方（米）。举例说明：一个体重为 60 千克、身高为 1.73 米的人，BMI=60÷（1.73×1.73）≈ 20.05。请你也动手算一算自己的 BMI 值吧！得出结果可以与下列标准做个对比。

五年级学生 BMI 评分标准（单位：千克 / 米²）

等级	男生	女生
正常	14.4 ～ 21.4	13.8 ～ 20.5
偏瘦	≤ 14.3	≤ 13.7
偏胖	21.5 ～ 24.1	20.6 ～ 22.9
肥胖	≥ 24.2	≥ 23.0

龋齿的自白

我的名字叫牙牙。本来长得很白净，大家都夸我漂亮。可惜我的小主人特别喜欢吃甜食，每天还不认真为我洗澡（刷牙）。食物残渣里的糖分在细菌的帮助下，慢慢地腐蚀着我，我发现自己身上长出了小黑点。然而，我的小主人根本不当一回事。慢慢地，我的身上被钻了一个好大的黑洞。于是我开始反抗，碰到冷热酸甜的食物就给主人发疼痛的信号，小主人终于去找牙医帮忙了。牙医叔叔将我身上的黑洞清理干净，做了充填手术，又给我穿上了"保护衣"，这样就不怕细菌来骚扰我了。

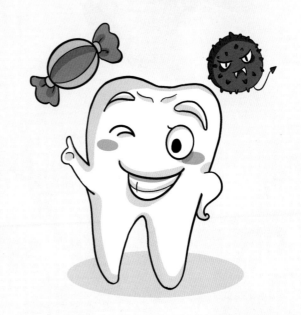

常言道："小洞不补，大洞吃苦。"有了龋洞我们必须及时向牙医求助，尽快治愈。现在我的小主人每天都会仔细地刷牙，我又变得漂亮啦！

生活中诸如近视、肥胖、头晕、乏力等症状，都是身体亚健康的信号，我们应该予以重视，采取有效措施，维护身体健康。

"治未病"的思想是古人留给我们的一种健康理念，是中医药文化宝库中的智慧之果。目前，我国人口老龄化进程加快，如何保障老年人权益，让他们幸福安度晚年，已经成为全社会不容忽视的重要课题。

到社区去"治未病"

　　重阳节快到了，班上的同学们正在商量如何为社区的"空巢老人"送温暖。同学甲说："对老人来说，健康是最重要的事情。我们要用'治未病'的思想为老人送健康。"同学乙说："这个倡议好！可是怎样送呢？"同学甲说："我想画一些安全小贴士，贴在看得见的地方，提醒他们注意安全！"同学丙抢着说："我想把我的联系方式留给需要帮助的老人，让他们有事情可以及时找到我！"同学丁笑着说："我有一个建议，我们可以向爷爷奶奶科普中风前兆的表现，让他们防范于未然。"同学们的讨论还在持续，金点子不断涌现……

　　你有什么好的创意吗？让我们大家行动起来，到社区去"治未病"、送健康吧！

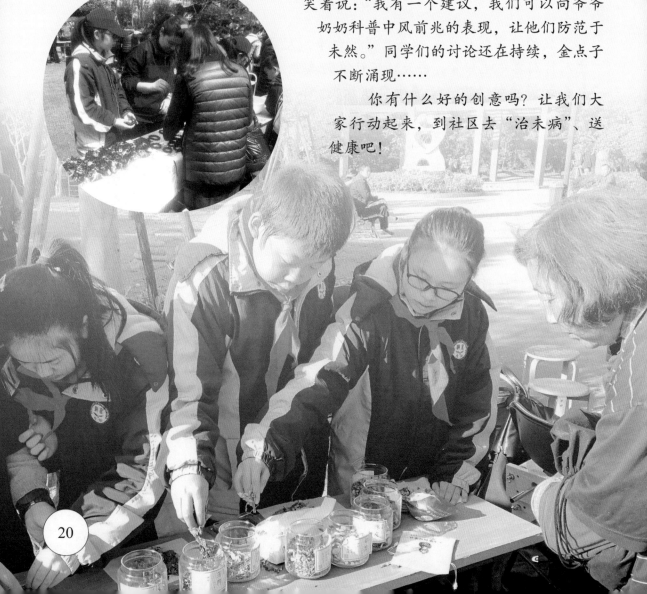

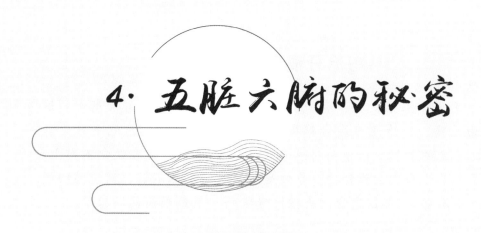

4. 五脏六腑的秘密

从前有个医生，自称能治驼背。他说："背弯得像弓一样的人、像虾一样的人、像环一样的人，如果请我去医治，保管早上治，傍晚就像箭一样笔直了。"有个人相信了他的话，就让这个医生给自己治驼背。医生要来两块门板，一块放在地上，叫他趴在上面，又把另一块压在他的背上，然后自己站到门板上践踏。驼背人的背弄直了，但命却没了。那人的儿子要去官府告状，这个医生却说："我只管治驼背，并不管人的死活！"

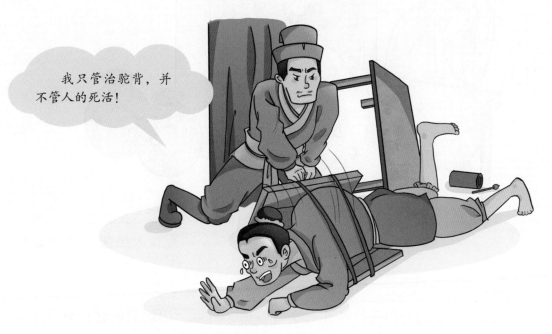

庸医治驼只是古代流传下来的一个笑话，它给人们一个警示：如果医生治病，只治标不治本，不问患者死活，是很危险的事情。人体是一个有机的整体，构成人体的各个组成部分在结构上不可分割，在功能上相互协调、互为补充，在病理上互相影响，故治病当求于本。

巧治牙痛的故事

　　明代著名医学家张景岳，有一次被请去诊视一位中年男性患者。这位患者因为牙痛，一连几日寝食难安、夜不能寐。经询问，他平日里喜欢吃油腻、辛辣的食物。张景岳对患者说："你这个病，病在饮食不当上。你平时吃了太多的油腻辛辣食物，导致足阳明胃经郁热不解，用清泻阳明经的方子可以治愈。"那位患者回去按医嘱服药，果然很快就痊愈了。

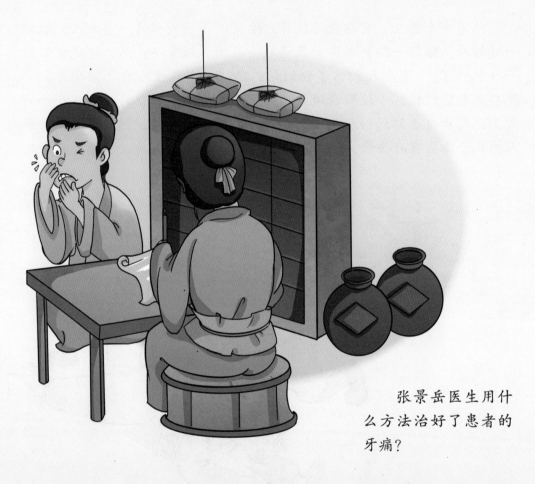

　　张景岳医生用什么方法治好了患者的牙痛？

　　人体局部的病理变化往往与全身脏腑、气血、阴阳的盛衰有关，这个思想贯穿于生理、病理、四诊、辨证、养生和治疗等整个中医学理论体系。例如，《黄帝内经》中记载："五脏六腑皆令人咳，非独肺也。"意思是说，人体五脏六腑的病变都可以引起咳嗽，而不一定因肺而起，应从整体的角度查找咳嗽的病因，对症治疗。

中西医的"五脏"有何不同

尽管中医说的"五脏"与西医提到的一些脏器名称相同，但它们概念的内涵和外延是不同的。西医学的五脏，来源于解剖学的概念，着眼于脏器的实体；而中医学所谓的五脏，在古代写作"五藏"，不是单一解剖学上的脏器，而是一个以本脏为中心的五个功能系统。举个简单的例子，肾脏，在西医学中主要是一个泌尿器官；而中医学中的肾，除了主管水液代谢，与人体生长发育、生殖功能、呼吸有关，还与骨、发、耳等有对应关系。

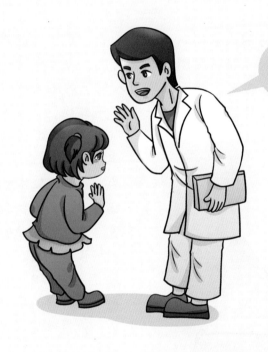

我们手术切除的脾脏，与中医学说的脾脏是不一样的！

被中医学称为"后天之本"的脾脏具有哪些功能？与西医学中的脾脏有什么不同？

中医是形上性思维，运用归纳类比法，对人体生命活动过程中所展现出来的所有功能进行归纳、归类，从而把不同的功能，赋予在不同的脏器上。

中医学中的五脏，是肝、心、脾、肺、肾五个脏器的合称，具有"化生和储存精气"的功能。从形态上来看，五脏都是实心的器官，所以可以贮藏精气。六腑是胆、胃、大肠、小肠、膀胱、三焦六个器官的合称，具有消化食物、吸收营养和排泄糟粕等功能。从形态上来看，六腑都是空腔脏器，所以可以起到传导和排泄的功能。

《黄帝内经》曰："若夫八尺之士，皮肉在此，外可度量切循而得之。其死，可解剖而视之。其脏之坚脆，腑之大小，谷之多少，脉之长短，血之清浊……皆有大数。"说明那时候的医家已把解剖知识引进医学领域，并凭借长期的生活实践和医疗经验，对脏腑功能活动以及与形体官窍的关系形成了整体性的认识。

求真求实，勇于改错

清代名医王清任，在长期行医的实践中，逐步认识到人体解剖学的重要意义。他认为医生给人看病，应该先弄清人体脏腑的情况，否则就像盲人夜行一样。

有一年，某地瘟疫流行，许多穷困人家的孩子染病而亡，尸体只能用草席一卷抛弃于荒郊野地。王清任为了了解脏腑的真实情况，每天大清早赶到野外仔细观察尸体，一连去了十多天，终于证实古人留下的脏腑图形

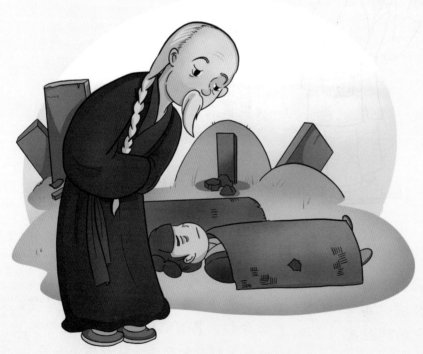

多有错误，甚至连脏腑的件数也与实际不符。后来，为了了解人体横膈膜的形状和位置，他又多次亲临刑场设法查看，力求弄清真相。经过 40 余年的努力，他最终完成了观察脏腑的工作，并将成果写入专著《医林改错》，纠正了古代医书中的一些谬误。

五脏六腑藏在人体内，一般情况下，人们是看不见也摸不着的。那么，古代医家是怎样知道哪个脏腑"生病"了，又是如何做出诊断和进行治疗的呢？

蔡桓侯讳疾忌医的故事

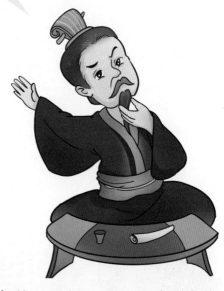

我好着呢，哪来的病！

有一天，名医扁鹊觐见蔡桓侯，他仔细端详了桓侯的气色以后，说："大王，您病了，现在病只在皮肤表层，赶快治就容易治好。"桓侯不高兴地说："我好着呢，哪来的病！"过了一段日子，扁鹊再去看望桓侯，说："您的病在肌肉里，不及时医治将会变得严重。"桓侯没有理睬他。过了一段时间，扁鹊又去拜见桓侯，他着急地说："您的病已经进入肠胃，不能再耽误了！"桓侯不相信，生气地把扁鹊赶走了。又过了一段时间，扁鹊再去看望桓侯，他只看了一眼，掉头就走。桓侯心里纳闷，就派人去问扁鹊："您去看望大王，为什么掉头就走呢？"扁鹊说："有病不怕，只要治疗及时，一般都可以治愈。怕只怕有病说没病，不肯接受治疗。病在皮肤里，可以用热敷；病在肌肉里，可以用针灸；病到肠胃里，可以吃汤药。但是，现在大王的病已经深入骨髓，只能听天由命了。"果然，几天后桓侯的病发作了，此时他十分后悔没有听信扁鹊的劝告，但现在已经来不及了。没过几天，蔡桓侯就病死了。

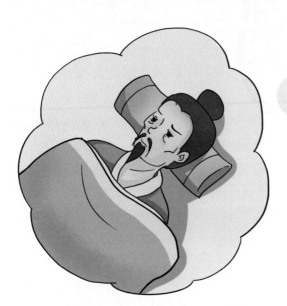

大夫，救救我！

中医学认为，五脏是人体生命活动的中心，加上六腑的配合，通过经络联系躯体的组织器官，构成人的有机整体。所以，人们可以通过人体外在表现出来的一些症状和现象来判断内部脏腑的问题，这称为藏象学说。

他为什么长出了白头发

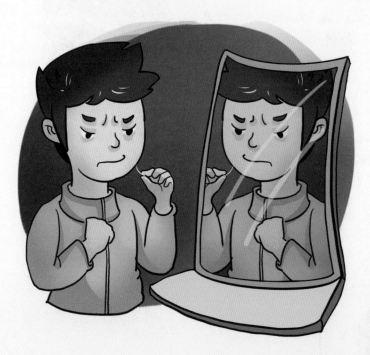

建飞爱学习，各科成绩都挺好，足球、游泳等体育项目也很出色，是班级里受欢迎的小帅哥。可是进入五年级后，他无意间发现自己长了白发，并且越来越多，心里很难过。为此，在妈妈的陪伴下，他去中医院向医生做了咨询。医生说："每个人的皮肤、头发等出现的问题，其实是与人体内部的脏腑功能有关的。《黄帝内经》记载：'肾者，精之处也，其华在发。'头发的生长与润泽有赖于肾气的充养和血液的濡养。年轻人出现头发早白现象，除了遗传因素外，还可能与精神紧张、过度疲劳有关。通过合理的调节，保证五脏精气的充盈，是可以改变的。"在医生的帮助下，建飞调整好心态，坚持早睡早起、健康饮食，过了一段日子，头上的白发渐渐变少了，小帅哥更帅啦！

中医学认为，"肝开窍于目""心开窍于舌""脾开窍于口""肺开窍于鼻""肾开窍于耳"，肝、心、脾、肺、肾五脏分别与人体面部的五官眼睛、舌头、嘴巴、鼻子、耳朵一一对应，五脏和五官之间有着密切的联系。比如，口舌生疮，可能是心火上炎所致；老年人出现耳背，可能与肾气亏虚有关；等等。

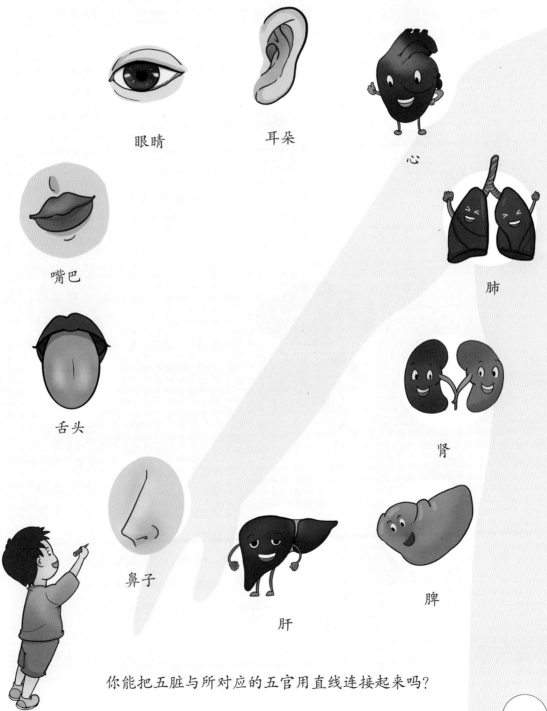

眼睛　　　　耳朵　　　　心

嘴巴　　　　肺

舌头　　　　肾

鼻子　　　肝　　　脾

你能把五脏与所对应的五官用直线连接起来吗？

《黄帝内经》说"人以天地之气生，四时之法成"，强调了人是天地自然的产物。中医学将人体喻为"小天地"，认为人无时无刻不受到自然界这一大天地的影响。所以，我们要通过人体自身的调节功能，与大自然在节气寒暑、昼夜晨昏、地域环境等方面的变化规律相适应，养成良好的生活习惯，为身体健康打下坚实基础。

冬病夏治

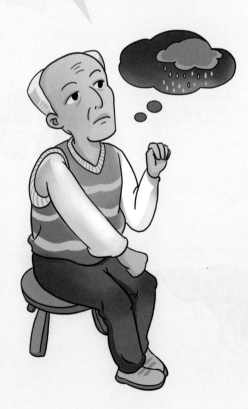

可能要变天了，我的老寒腿又痛了！

所谓冬病夏治，就是指冬季易发的病在夏季进行治疗。

中医学认为，冬季阴气上升到达顶点，机体容易遭受寒邪侵犯，往往阳气不足。此时虽也可治疗，但犹如"雨天晒衣"，达不到满意的效果。而夏季，尤其是"三伏天"，是自然界阳气最旺、阴气最弱的时期，阳长阴消到达极点。此时人体的阳气也随之达到顶峰，正是以阳克寒，驱散人体内的阴寒之气的最佳时机。

夏季敷贴就是冬病夏治的一种方法，通过对症进行中药敷贴，调节人体的腑脏功能，提高人体抵御疾病的能力。临床上常用来治疗儿童哮喘、咳嗽、支气管炎、免疫力低下、过敏性鼻炎等疾病。

有机会的话，可以到附近的中医院了解或体验一下冬病夏治的好处。

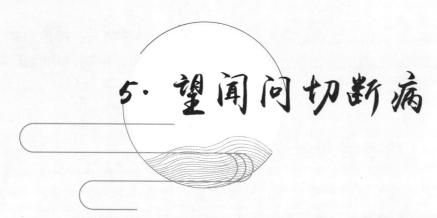

5. 望闻问切断病

望、闻、问、切，是中医对患者进行诊察，收集病情资料的基本方法，合称为"中医四诊"。医生诊断疾病的过程就像是侦探破案，侦探把线索搜集起来，通过推理，最终找出案情的真相；而医生则是通过自己的观察、询问、搭脉等来搜集信息，最终做出正确判断。

"老佛爷"与八珍糕

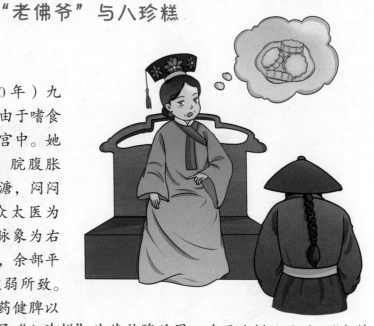

清光绪六年（1880 年）九月的一天，西太后慈禧由于嗜食油腻肥甘的食物，病倒宫中。她不思饮食，消化不良，脘腹胀满，恶心呕吐，大便稀溏，闷闷不乐。太医李德立率众太医为"老佛爷"会诊，观其脉象为右关滑而微大，左关稍弦，余部平平，认为其病是脾胃虚弱所致。除了给"老佛爷"用汤药健脾以运化湿气，李太医又拟了"八珍糕"为其补脾益胃。吃了此糕几天后，"老佛爷"的病状竟完全消失了，且食量大增，全身也有力气了。从此，"八珍糕"成了慈禧最爱吃的食物，不管有病没病，她总要让御膳房为她做"八珍糕"吃。

注

清宫八珍糕：茯苓、莲子、芡实、白扁豆、薏苡仁、藕粉六味中药，加白糖，用水调和后做成糕点。根据明代陈实功编著的《外科正宗》中的"八珍糕方"加减而来，专治食少腹胀、消化不良、脾虚泄泻等症。

"望诊"，即医生运用视觉观察病人全身的情况，如精神状态、神色面容、肢体活动等，以及局部的动态变化，还要观察其排泄物和分泌物，从而获得病情资料。

张仲景望诊如神

　　古代医书中记载了这样一个故事：张仲景曾为诗人王粲诊病，并预言其死期。王粲20岁时巧遇名医张仲景，张仲景预言王粲患病，需要服用五石汤（五石散）。王粲听了这样不顺耳的话，当然心中不快，他接受了张仲景开的药方却没有认真服药。过了几天，张仲景又见到王粲，诚恳地对他说："你这种病一定要按时服药。现在不治，到40岁时眉毛就会脱落，再过半年就有生命危险。"可是王粲始终不信张仲景所言，没有按照医嘱进行服药。20年后，王粲的眉毛果然开始脱落，在眉毛脱落后半年便死去，证实了张仲景的预言。

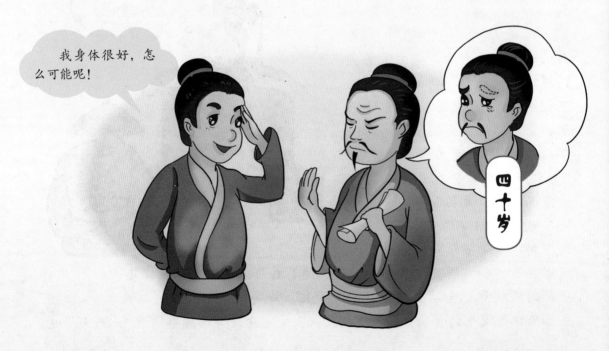

　　中医学认为，健康人的面色一般是光亮润泽的。生活中，如果我们见到某个人面色苍白或脸色暗黑等，往往会很自然地猜测他是否身体不舒服了，这就是在不经意间运用了望诊来判断身体的健康状况。

痘痘送来的"情报"

脸上长痘痘，是让很多人头痛的事情。需要提醒的是，祛痘不可盲目而为之，否则有可能适得其反，越治越严重。

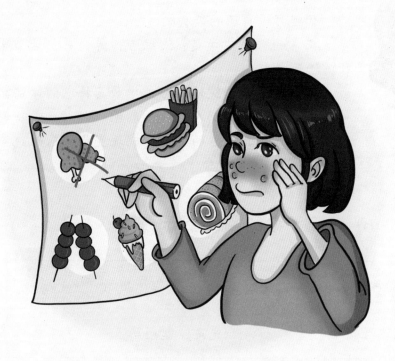

长痘痘的原因有很多，并不一定都是因为体内生热导致的。痘痘的色泽、形态分布等都是望诊的重要内容。除此以外，还要结合舌苔、饮食习惯等进行综合分析。

就颜面部望诊而言：

如果痘痘颜色鲜红，多发且分界明显（伴有疼痛），往往属于热邪偏盛。治疗上以清热解毒为主。

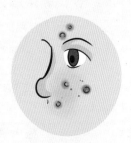

如果痘痘颜色暗红，常连成片状，脓疱少或无（质硬），大多为肾阴不足，人体正气亏虚。这个时候不可一味清热祛火，还需要滋阴。

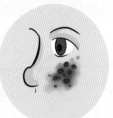

面色如同身体的一面镜子，人体气血的盛衰是可以通过面部颜色的变化反映出来的。如果身体强健则面色红润，气血虚弱则面色苍白。

31

除了观察面部，中医还会观察病人舌苔的变化来诊断病情，我们把这种方法叫作"舌诊"。

舌诊

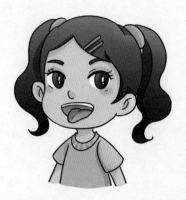

你观察过自己的舌头吗？

正常的舌象应该是：淡红舌，薄白苔，舌质柔软，活动自如。

舌诊是中医传统诊断方法中最具特色的诊法之一。医生通过观察病人舌头的颜色、大小及舌苔的状态等，判断其体内的生理和病理变化，从而窥察内脏变化。

部分舌象的临床提示

不同的舌象	临床提示
淡红舌，舌体颜色淡红润泽	气血充足，健康
淡白舌，舌体颜色比正常偏淡，发白	主虚证、寒证，可见于气虚、血虚等
红舌，舌体颜色比正常偏红，呈鲜红色	主热证
青紫舌，舌体颜色呈青色、紫色或青紫色	主气血运行不畅，瘀血内停
腻苔，舌苔中间厚四周薄，不易脱落	主湿浊、痰饮、食积
黄苔，舌苔颜色发黄	主热证，色愈黄，邪热愈甚
灰黑苔，舌苔呈灰色或黑色	主里证，黑苔多见于重症

"闻诊"，是中医诊察疾病的重要方法之一，包括两个方面：一是用耳朵听，医生要关注病人的说话声、咳嗽声、哮喘声、呕吐声、叹息声、喷嚏声、打嗝声以及鼾声、肠鸣声等；二是用鼻子嗅，医生要关注病人身上散发出来的异常气味，排泄物和分泌物的气味，以及弥散在病房里的特殊气味等。

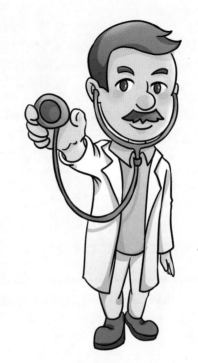

听诊器的使用，提高了中医听诊水平

他会详细问你的身体状况，你一定要说真实情况哦！

"问诊"，即医生通过对病人或陪诊者进行有目的的询问，以了解疾病的发生、发展、诊治经过、现在症状和其他的有关情况，从而获得病情资料的方法。问诊是医生判断疾病非常关键的环节。比如一个腹痛的病人，如果得知他发病前曾暴饮暴食，那就要高度怀疑急性胰腺炎的可能，这往往是会随时危及生命的重症。

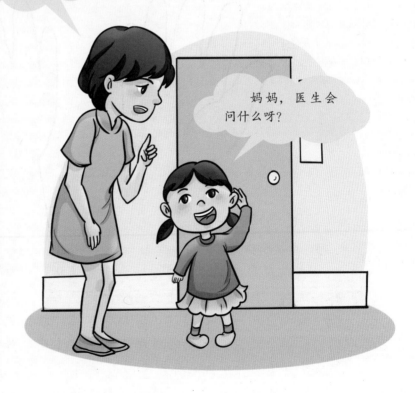

妈妈，医生会问什么呀？

唐代著名医家孙思邈指出："未诊先问，最为有准。"明代医家张景岳在总结前人问诊要点的基础上写成《十问歌》，言简意赅，不仅给出了中医问诊的梗概，也让我们了解到中医问诊主要关注的方面。

现在我们看到的《十问歌》，为清代医家略作修改之作。

"切诊"，即医生用手切脉和按触病人身体的有关部位，以获得病情资料的方法。脉诊是触按病人的动脉脉搏，按诊是对病人的肌肤、手足、胸腹等部位进行触压，这两种方式都是中医诊病的重要方法。

十问歌

一问寒热二问汗，
三问头身四问便，
五问饮食六问胸，
七聋八渴俱当辨，
九问旧病十问因，
再兼服药参机变，
妇女尤必问经期，
迟速闭崩皆可见，
再添片语告儿科，
天花麻疹全占验。

左
阴（血）

右
阳（气）

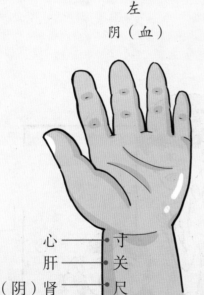
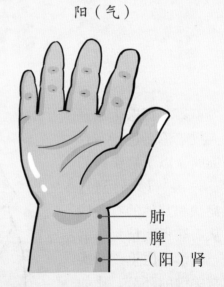

心———寸
肝———关
（阴）肾———尺

———肺
———脾
———（阳）肾

我们现在所说的切脉方法，一般是指"寸口"诊法，是切按手腕部的脉搏跳动。在这短短寸许长的脉动部位上，古代医家做足了文章，他们将腕横纹向上约一寸长的这段脉动分成了"寸、关、尺"三个部位。左右手的寸、关、尺分属不同的脏腑，其中右寸反映肺的情况，右关反映脾，右尺反映肾（右肾中医又称为命门）；左寸反映心，左关反映肝，左尺反映肾。小小的"寸口"，俨然就是人体五脏六腑的全息窗口。

中医把脉时，神情庄重，给人神秘感。那么，你想不想来试一试？让我们来学习一下脉诊要领，试着为家人或朋友把把脉吧！

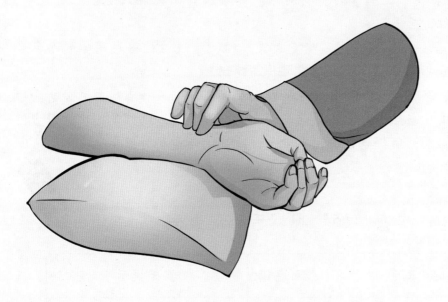

脉诊指法要领：

中指定关，食指定寸，无名指定尺，三指弯曲、齐平，以指目按脉体。

具体做法：

先用右手中指找到受检者左手手腕部桡侧的突起骨头（称为"桡骨茎突"），桡骨茎突内侧的桡动脉即为关部；接下来把你的食指放在关部的前面即寸部，无名指放在关部的后面即尺部；三指弯曲，用指尖与指腹交界部位的指目摸脉，手指与受检者的皮肤约呈45°。你感觉到脉搏的跳动了吗？

有很少一部分人的桡动脉位置与上述情况不同，是在手背部走行，这个时候在平时把脉的位置就感受不到脉搏跳动，这种少见的脉搏称作"反关脉"。

注

掌心向上，大拇指侧叫桡侧，小拇指侧叫尺侧。

察"颜"观"舌"的小操练

面色和舌象是中医望诊的重要对象。健康人的面色应该是微红有光泽，舌象为舌色淡红，舌苔薄白。

让我们自告奋勇组成临时"坐堂大夫"组，通过对被观察同学的面色和舌象的观察、分析、推理，给出健康评价与建议。

温馨提示：在"坐堂"前，要在老师的帮助下，储备一点观察、分析和推理的中医常识哦！当然，也要对接受观察的同学说清楚，这只是一次学习中医药文化的实践活动，所提意见仅供参考，健康咨询还是要听医生的。

察"颜"观"舌"记录表

面色	健康面色		面色偏		临床提示	
舌象	舌色		舌苔		舌质	
评价	健康		一般		需注意	
建议						

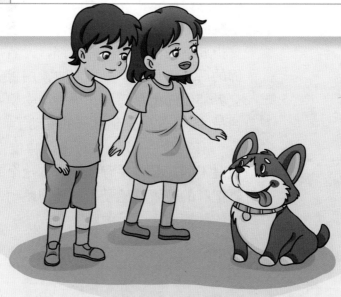

36

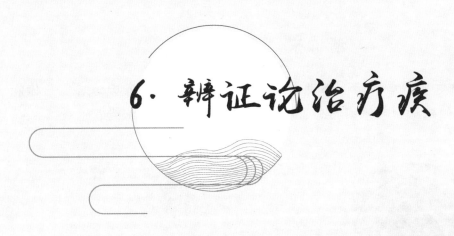

6. 辨证论治疗疾

中医看病讲究"辨证论治"，即根据望、闻、问、切四诊所收集的资料，通过分析、综合，辨清疾病的病因和性质。有时相同的病采用不同的治法，不同的病却采用相同的治法。

同病异治

华佗是东汉名医。晋代编写的《三国志》中收录了一个关于华佗治病的小故事。一次，官府里的两名府吏倪寻和李延同时患头痛发热的毛病，一同去请华佗诊治。华佗经过仔细地望色、诊脉，开出两个不同的处方。病人心生疑惑："同样都是头痛发热，为什么开的药方却不同？"华佗解释道："倪寻的病是由于饮食过多引起的，病在内部，应当服泻药，将积滞泻去，病就会好；李延的病是受凉感冒引起的，病在外部，应当吃解表药，风寒之邪随汗而去，头痛也就好了。"两人听了十分信服，便回家将药熬好服下，果然很快都痊愈了。

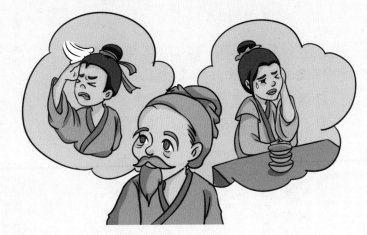

华佗就像医学界的"名侦探"，面对相同的病证，能够通过望、闻、问、切四诊发现两者的差别，不被表象所蒙蔽，自然药到病除。

请你来"坐堂"

小明和小雯来药店买药，都说自己感冒了。如果你是药店的店员，你能根据他们描述的症状判断他们的感冒类型，并给出买药的建议吗？

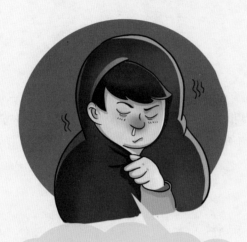

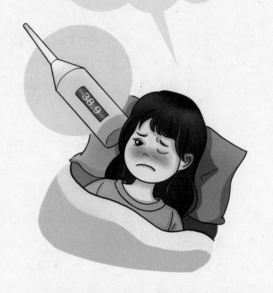

我体温有点高，喉咙干痛，流黄鼻涕，痰黏黄，口渴、便秘。

我有点发低热，怕冷怕风，流清鼻涕，咳白痰，后脑壳有点痛。

温馨小贴士：

1. 风寒感冒是风寒之邪外袭，肺气失宣所致，多发于秋、冬季。症状表现为发热轻，恶寒重，苔薄白，浑身有酸痛，鼻塞流清涕，咳嗽吐白痰。

2. 风热感冒是风热之邪犯表，肺气失和所致，多见于夏、秋季。症状表现为发热重，微恶风，舌尖边红，苔薄白微黄，头胀痛，咽喉红肿疼痛，咳嗽，痰黏或黄，鼻塞流黄涕，口渴喜饮。

请你仔细分析一下，小明患的是_____感冒，应该用（辛温/辛凉）药；小雯患的是_____感冒，应该用_____（辛温/辛凉）药。

感冒，是一种常见病。中医根据发热、恶寒等症状，以及舌苔等各种表现，将其分为风寒证、风热证和暑湿证等。不同分型的感冒，治法是不一样的。如果没有对症服药，不仅耽搁病情，还会产生副作用。

治病须求本

这几天，逸晨的妈妈每到夜里就辗转反侧睡不着觉。逸晨对妈妈说："一定是您咖啡喝多了，才会睡不着的，以后少喝一点哦。"可是过了一天，没喝咖啡的妈妈还是睡不着，逸晨很担心地对妈妈说："如果不是咖啡惹的祸，您一定是生病了！"

在逸晨的提醒下，妈妈去看了医生。医生通过四诊合参了解病情后，对逸晨妈妈说："从你的症状来看，可能与最近工作压力太大有关，再加上饮食太过辛辣，这才导致心火旺盛，引起失眠。我给你开点清心火的药，同时注意清淡饮食、放松心情，失眠就会好啦！"逸晨和妈妈这才恍然大悟，原来妈妈失眠的罪魁祸首是心火作祟啊！

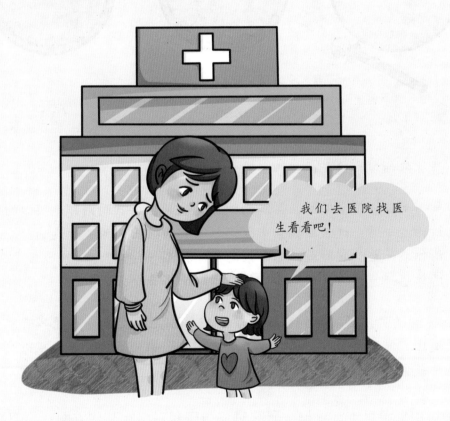

我们去医院找医生看看吧！

治病求本，是辨证论治的一个基本原则。人体是一个统一的整体，不能简单地"头痛医头，脚痛医脚"，要进行整体审察，透过现象看本质，找出疾病的根本原因，对症下药，才能药到病除。

在长期治疗与保健的过程中，中医学形成了一套完整的理论体系。中医学认为，人是自然界的一部分，人的生命活动规律以及疾病的发生、发展都与自然界的各种变化息息相关。古代医者在实践中通过与自然现象的比较、演绎、类比，总结出一些独到的诊疗方法。下面让我们来看看吧！

敲锣闻音的实验

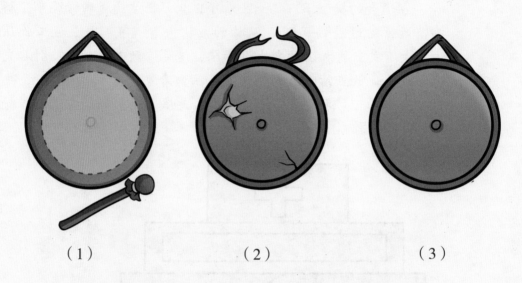

（1）　　　　　　　　（2）　　　　　　　　（3）

请你仔细观察这三面铜锣，看看有什么不同。

第一面铜锣是空心的，第二面铜锣有破洞，第三面铜锣是实心的。
请你猜一猜，这三面铜锣中，哪一面铜锣敲出来的声音最响？
请你敲一敲，实际验证的结果与你的猜测一样吗？
请你想一想，为什么空心铜锣敲出来的声音会最响？

这个实验证明，实心的铜锣和破了的铜锣都无法发出响亮的声音。古代医者通过类比，使用"金实不鸣"与"金破不鸣"来形容因新病音哑或失音者和久病音哑或失音者所出现的声音嘶哑现象。

这种运用形象思维，根据被研究对象与已知对象在某些方面有相似性，从而认为两者在其他方面也可能相似或类同，并由此推测被研究对象某些性状特点的认知方法，称为"援物比类"法。

"提壶揭盖"法

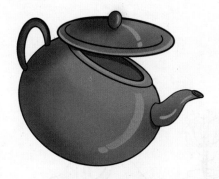

元代有位名医朱震亨，擅长治各种疑难杂症，后人尊之为丹溪翁。一天，有位患了水肿的病人来到医馆求医。

病人自述两天没排小便，下腹部疼痛难忍，其他医生开了些利尿的方药让他回家服用，可服用后不见好转。为此，他只好慕名前来求助朱震亨。

朱震亨果然与众不同，他给病人仔细诊察以后说："这个病单纯利小便是治不好的，应该配合宣通肺气的办法。"于是，他给病家开了宣通肺气的药物，嘱咐回去用水煎后温服。病人服药出汗后，小便即通，水肿全消。

这是中医治病的一个经典案例。为什么称为"提壶揭盖"呢？试想一下，我们用茶壶倒水，如果把盖子盖紧，不让它透气，茶壶里的水是很难倒出来的；而一旦打开壶盖，水就能顺利地流出来。中医学认为，人体是一个整体，五脏内肺的位置最高，故称"肺为华盖"，具有保护人体脏腑、抵抗外邪的作用，相当于茶壶的壶盖。如果肺气不宣，小便就很难排泄出来。因此用宣开肺气之法治疗小便不通，被称为"提壶揭盖"法。

釜底抽薪的启示

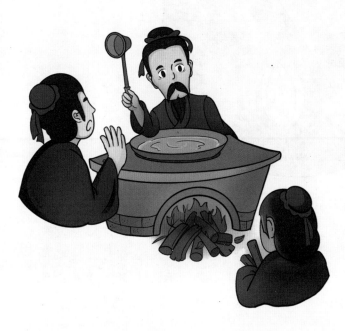

我国古代有一句谚语："扬汤止沸，不如釜底抽薪。"这里的"釜"，是指做饭的锅，"薪"是指烧饭用的柴火。意思是说，当锅里的水沸腾的时候，要想不让锅里的水漫溢出来，恐怕没有比抽掉锅底的柴火更好的办法了。在中医临床上，"釜底抽薪"一般是指通腑泄热的治法，即用苦寒通便的药物来达到退热的目的。如遇到高热而有便秘的病人，可用通便泻火的办法，达到祛火退热的目的。

请你想一想，这两位同学是否能把杯子里的水温降下来？生活中，要让偶染风寒的"发热"患者退热，都有哪些办法呢？

注

如果病人热度过高的话，要及时去医院请医生诊治，不要贻误病情。

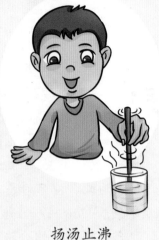
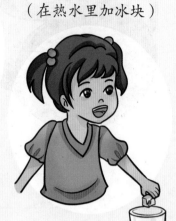

热者寒之
（在热水里加冰块）

扬汤止沸
（搅拌散热）

古代医者还通过对植物外形、质地、颜色、气味、习性、生长环境等自然特性的观察，推断其药用的功效和方法，也蕴含了援物比类的智慧。

医林怪杰巧治失眠

夜晚
百合花瓣合拢
紫苏叶子下垂

早上
百合开花
紫苏叶子舒展

被誉为"医林怪杰"的浙江名医范文甫曾经治疗过一个失眠的病人，他给病人服用了很多常规治疗失眠的中药都没有起效。后来，他注意到院中种植的百合朝开暮合，紫苏叶子朝仰暮垂，认为这些都与天地之间的阴阳变化有关，可以用来调节人体的阴阳失衡，治疗失眠。于是，他开了紫苏与百合两味药，让病人服用，只用了三剂就治好了病人的失眠。

"援物比类"的思想，不仅是中医学理论宝库中的宝贵财富，也是我们认识和探究未知世界的一种重要的思维方法。它是一种或然性推理，所得出的结论还需要通过实践的检验。

　　水波或是麦浪，是一种常见的生活现象。人们在长期实践中逐渐看出了波具有起伏、摆动的本质。大约在公元前240年，希腊哲学家克律西波斯猜测，声音也是一种波。200年后，古罗马建筑大师维特鲁威进一步发展了这一想法，他明确地把声波的扩散比作环形水波的散开。事实上，维特鲁威所做的，正符合所有物理学家的典型思维方式：找到一个熟悉的、可见的日常现象，然后观察它，在心中假设同样的现象发生在另一种环境或情境中。

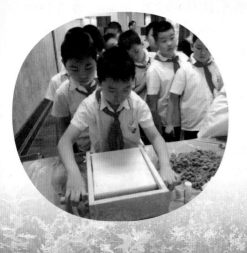

　　中医学是运用哲学思维进行理性认识的一门学科。我们在学习中医药文化的同时，还可以不断锤炼自己的思维方式和提高品质，何乐而不为呢？

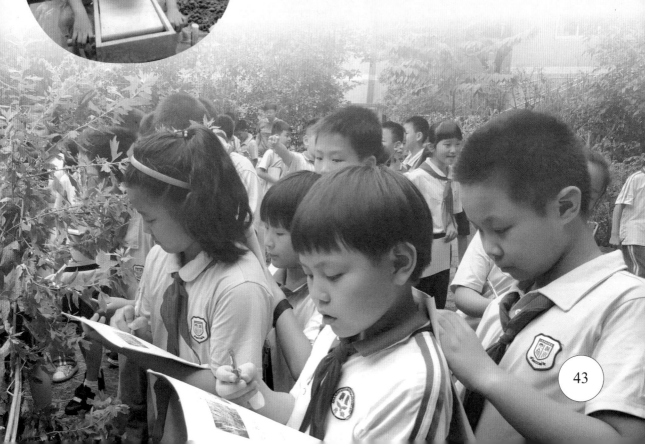

后 记

2020 年 3 月，在我国取得抗击新冠肺炎疫情阶段性成果的形势鼓舞下，上海教育出版社、上海科学技术出版社、上海中医药大学中医药博物馆、上海中医药大学附属龙华医院联合启动了"小学生中医药传统文化教育系列"的编撰工程。

承担系列丛书文字编写任务的团队都是近年来已经开设中医药课程或开展相关科技活动的学校和少科站教师，他们的加入为系列丛书融入了鲜活的上海基础教育的先进理念和成功经验。来自上海中医药大学中医药博物馆和上海中医药大学附属龙华医院等单位的中医药专家，分别从不同的专业角度对系列丛书的科学性进行严格把关。两家出版社的编辑团队，则承担了精心策划、编辑、设计和印制等任务。在各方共同的努力下，这套系列得以与广大读者见面，在此一并致以诚挚的谢意。

《小鬼坐堂》文字稿由上海市铜川学校编写团队完成，上海中医药大学中医药博物馆陈侣华承担了部分编写工作，上海中医药大学附属龙华医院屠亦文等专家给予了专业指导和支持，插画由刘奕帆插画师绘制，书中的照片由学校和上海中医药大学中医药博物馆等单位提供。

"小学生中医药传统文化教育系列"编委会

2020 年 7 月